DU TRAITEMENT

DE

L'HYGROMA PRÉROTULIEN

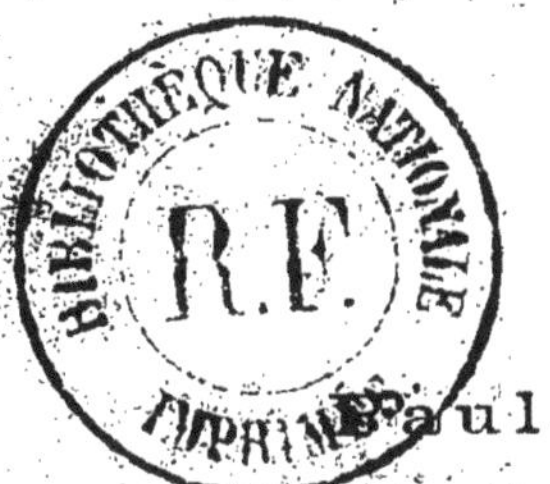

PAR

Paul RAUGÉ,

Docteur en médecine de la Faculté de Paris,
Ex-interne des hôpitaux de Lyon,
Ex-prosecteur de l'École de médecine,
Lauréat de l'École de médecine de Lyon.

PARIS

A. PARENT, IMPRIMEUR DE LA FACULTÉ DE MÉDECINE

29-31, RUE MONSIEUR-LE-PRINCE, 29-31

1877

DU TRAITEMENT

DE

L'HYGROMA PRÉROTULIEN

DU TRAITEMENT

DE

L'HYGROMA PRÉROTULIEN

PAR

Paul RAUGÉ,
Docteur en médecine de la Faculté de Paris,
Ex-interne des hôpitaux de Lyon,
Ex-prosecteur de l'École de médecine,
Lauréat de l'École de médecine de Lyon.

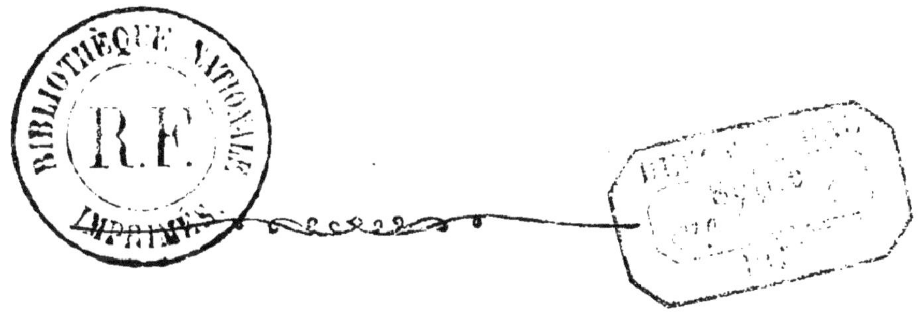

PARIS
A. PARENT, IMPRIMEUR DE LA FACULTÉ DE MÉDECINE
29-31, RUE MONSIEUR-LE-PRINCE, 29-31

1877

DU TRAITEMENT

DE

L'HYGROMA PRÉROTULIEN

Les méthodes proposées pour la guérison de l'hygroma sont fort nombreuses. Mais cette apparente richesse thérapeutique dissimule mal une pénurie réelle; la multiplicité même des moyens dirigés contre cette affection, les modifications incessamment apportées aux procédés anciens, montrent assez qu'on ne possède aucune méthode toujours et complètement satisfaisante.

Parmi les traitements généralement appliqués, les uns, plus ou moins impuissants, ne produisent que des résultats insignifiants ou passagers. D'autres, plus radicaux, ont donné, dans certains cas, des succès complets, et comptent à leur actif bon nombre de guérisons définitives. Mais presque tous, parmi ces derniers, ont l'inconvénient de faire courir aux malades les chances de complications opératoires redoutables. Lorsqu'on interroge les statistiques des différents procédés successivement appliqués à la destruction des hygromas, on est péniblement surpris de constater qu'il n'en est aucun qui n'ait eu à compter ses déceptions et ses revers. Le bistouri comme le fer rouge, la cautérisation potentielle aussi bien que les injections irritantes, ont pu dans certains cas déterminer l'explosion d'accidents graves, et malheureusement, les cas de morts ne sont pas absolument rares. Il est sans contredit peu d'affections chirurgicales où les conséquences possibles de l'intervention soient plus disproportionnées avec la bénignité relative de la maladie ; et ces résultats funestes sont d'autant plus regrettables qu'il s'agit souvent en somme d'une véritable opération de luxe, dirigée contre une affection qui ne compromettait aucunement la vie ni la santé générale des malades. Les hygromas doivent en effet, sauf les complications exceptionnelles qui les peuvent aggraver, se ranger à tous égards dans la catégorie clinique des tumeurs bénignes. Or, la situation du chirurgien est d'autant plus délicate, sa responsabilité d'autant plus engagée, qu'il prend son opéré en pleine santé, et s'expose à voir l'intervention suivie d'acidents terribles, quelquefois même d'une terminaison funeste.

Quoique ce genre de tumeurs soit loin de réclamer toujours la tentative d'une cure radicale, et puisse se contenter souvent d'une prudente expectation ou de moyens anodins et purement palliatifs, il est des cas où la situation d'un hygroma, son volume, l'ulcération de la peau qui le complique, l'imminence de la suppuration, le voisinage d'une grande cavité articulaire, imposent la nécessité formelle d'une intervention active. Mais l'embarras est grand quand il s'agit de faire un choix dans la trop longue série des méthodes classiques. Il n'en est pas une qui n'ait eu ses méfaits, pas une qui puisse se concilier avec la diversité des formes cliniques. Aussi serait-il à désirer qu'on pût avoir en main un procédé simple dans son exécution, toujours innocent dans ses suites, et surtout capable de s'adapter sinon à toutes les variétés anatomiques, ce qui serait trop demander, du moins au plus grand nombre des formes très-nombreuses que peut affecter la maladie.

Plusieurs observations d'hygromas du genou traités et guéris par le thermo-cautère dans le service de M. Daniel Mollière, chirurgien en chef désigné de l'Hôtel-Dieu de Lyon, nous ont inspiré la pensée de ce travail. La simplicité du manuel opératoire, sa séduisante élégance, l'innocuité absolue de ce traitement, enfin la perfection des résultats, nous ont paru mériter à cette méthode une préférence indiscutable sur ses devancières. Notre but, dans cette étude, est d'exposer les résultats trop peu nombreux encore, mais suffisamment probants fournis par ce nouveau procédé, et de le mettre en parallèle avec les anciennes méthodes, dont quelques-unes, quoique basées sur des idées analogues, en diffèrent néanmoins par des points importants. Je dois, avant de l'entreprendre, exprimer ici ma plus sincère reconnaissance à M. Daniel Mollière, qui a bien voulu me fournir pour ces recherches, renseignements précieux et bons conseils. Qu'il me soit permis également de remercier mes maîtres des hôpitaux, qui ont obligeamment mis à ma disposition les résultats de leur pratique, et mes amis et collègues MM. Ch. La Saigne et P. Durand, pour leur utile et gracieux concours.

Lorsqu'on a présente à l'esprit la proche parenté qui unit les simples bourses séreuses aux grandes synoviales articulaires dont elles ne sont pour ainsi dire que les sœurs cadettes, quand d'autre part on songe aux redoutables accidents que fait presque fatalement surgir l'ouverture d'une articulation, on est moins surpris de retrouver, à un degré moindre il est vrai, cette susceptibilité extrême dans les bourses sous-cutanées. Les séreuses en général, et quelle que soit leur place dans la grande famille qui les comprend toutes, représentent un tissu essentiellement impressionnable : ce terme un peu vague est suffisamment expliqué par la constitution anatomique de ces membranes, et les recherches modernes ont démontré que la gravité de leurs inflammations n'était pas due toujours aux connexions qu'elles présentent presque toutes avec des organes importants. Dans bien des cas, elle est aussi justement attribuable à leur propre constitution histologique, qui d'ailleurs est assez uniforme dans tous les termes de la série, depuis la séreuse rudimentaire qui constitue une bourse musculaire ou sous-cutanée, jusqu'au type parfait des séreuses viscérales.

Les recherches de Recklinghausen, de Ludwig et de Schweigger-Seidel, ont en effet démontré qu'il existe une très-grande quantité de vaisseaux lymphatiques dans le tissu conjonctif qui forme la paroi des séreuses. Les plus superficiels, situés immédiatement sous l'épithélium, paraissent, ainsi que l'ont prouvé les expériences de Conheim et Recklinghausen, présenter une communication directe avec l'intérieur de la cavité séreuse. Ces physiologistes ayant injecté des poussières colorées dans les vastes sacs dits séreux ou lymphatiques qui remplacent le tissu cellulaire des grenouilles, et représentent en réalité de larges et nombreuses bourses muqueuses sous-cutanées, ont pu constater que les globules blancs se chargeaient de cette matière colorante et la transportaient dans le torrent sanguin. Cette connexion intime entre les séreuses et le système lymphatique, l'abouchement direct dans ces cavités des vaisseaux de ce système, qui sont là comme autant de bouches ouvertes à l'absorption, expliquent assez ce que nous appelions tout à l'heure l'*impressionnabilité* des séreuses. Chassaignac avait reconnu dès longtemps l'intime union qui existe entre le système lymphatique et les bourses muqueuses. Constatant la coïncidence fréquente des hygromas suppurés, de ce qu'il nomme les *abcès hygromateux*, et de l'angioleucite, il explique ce fait en admettant, sans l'expliquer « quelque relation peu connue entre le système lymphatique et l'intérieur des bourses sous-cutanées » (1).

Ces rapides considérations anatomiques expliquent la facile absorption des liquides devenus septiques au contact de l'air, dans l'intérieur des bourses séreuses, leur introduction dans le courant lymphatique, et les accidents généraux, les angioleucites, les phlegmons diffus qui en sont trop fréquemment la conséquence.

(1) Tr. de la Supp., t. I, sect. II, p. 263.

Elles montrent également la nécessité qu'il y a de modifier la paroi de la poche pour obturer ces orifices béants, lorsqu'après l'ouverture de la cavité, on la laisse suppurer à l'air libre. Elles font enfin pressentir les avantages sous ce rapport des caustiques chimiques, qui, aussitôt la poche ouverte, ont pour effet presque immédiat de rendre sa surface interne impropre à l'absorption. A cet égard, la cautérisation potentielle présente une incontestable supériorité et constituerait vraiment une méthode irréprochable, si elle n'encourait sous d'autres rapports, de graves reproches sur lesquels nous aurons à insister.

Outre ces connexions en quelque sorte indirectes et établies par l'intermédiaire du système lymphatique, la suppuration des bourses séreuses, emprunte encore sa gravité à la possibilité de communications immédiates, soit avec le tissu cellulaire, soit avec les cavités voisines. Pour Brodie, les abcès de voisinage communiqueraient toujours largement avec l'intérieur de la poche, et la fluctuation pourrait toujours être propagée d'une cavité dans l'autre. Padieu cite deux cas d'ouverture de la bourse suppurée dans le tissu cellulaire. Enfin les abcès hygromateux peuvent s'ouvrir, soit dans les gaînes tendineuses, soit dans les articulations. Blandin a cité un cas d'hygroma suppuré, ouvert dans le genou et suivi de mort. Hecht a signalé un fait analogue, relatif à un abcès hygromateux qui s'ouvrit d'abord à l'extérieur et perfora ultérieurement l'articulation du genou.

La ressemblance histologique qui relie les bourses sous-cutanées aux séreuses plus parfaites, avait complètement échappé aux anciens auteurs. Aussi n'est-il pas étonnant qu'ayant méconnu le siége primitif de leurs maladies, ils en aient confondu la description sous les termes peu précis de *kystes séreux*, *d'abcès enkystés*, *de loupes*, etc., et qu'on n'ait jamais songé jusqu'à la fin du XVIIIe siècle, à en spécialiser l'étude et le traitement.

Ce ne fut qu'en 1784 que Camper appela l'attention sur l'étude des bourses séreuses du genou et du coude, les seules d'ailleurs qu'il eût reconnues et décrites. (1)

L'année suivante, Fourcroy les étudia d'une façon plus complète, mais il ignora encore leur structure véritable, et la dénomination de bourses *muqueuses* ou *mucilagineuses* qu'il leur imposa, montre assez qu'il n'avait pas su les classer dans leur famille naturelle. (2)

Alexandre Monro, qui publia en 1786 un travail sur le même sujet, ajouta à l'étude de leur anatomie normale, celle de leurs altérations, mais il ne saisit pas davantage leur véritable nature, et consacra encore cette dénomination si impropre de bourses muqueuses admise par Fourcroy.

Ce fut Béclard qui, en les décrivant dans son Anatomie générale sous le nom de *bourses synoviales*, eut le mérite d'indiquer le premier leur place naturelle, et mit ainsi sous son véritable jour l'étude de leurs affections.

Presque à la même éqoque, Bichat, en montrant que

(1) Mém. de la Soc. Roy. de méd. Paris, 1784, p. 145.
(2) Mém. de l'Acad. des sc. 1785.

ces cavités ne sont autre chose que les aréoles dilatées du tissu cellulaire, tapissées d'une membrane séreuse rudimentaire, amena d'emblée la question à un point qu'elle n'a guère dépassé depuis.

Les recherches histologiques les plus récentes n'ont en effet rien appris que n'eût déjà vu ou du moins soupçonné cet éminent anatomiste.

Pour Bordeu, comme pour Bichat, toutes les bourses séreuses sont formées par le tissu cellulaire dont elles représentent les vésicules anormalement et comme artificiellement dilatées.

Désignées successivement sous le nom de bourses mucilagineuses, muqueuses, synoviales, séreuses (Padieu, thèse de Paris, 1829), celluleuses (Bleynie, thèse de Paris, 1865), ces bourses sont aujourd'hui regardées comme des cavités closes, creusées dans l'épaisseur du tissu cellulaire sous-dermique et destinées à favoriser le glissement de la peau. Virchow a longuement décrit le mécanisme de leur formation, et l'attribue aux mouvements eux-mêmes qui distendent et déchirent les lamelles de tissu conjonctif, de telle façon que les aréoles qu'elles limitaient deviennent confluentes et forment des cavités dont les parois minces et peu distinctes sont constituées par du tissu cellulaire condensé et comme tassé, en continuité directe avec le tissu conjonctif ambiant. On trouve dans ces parois des faisceaux et des lames de tissu conjonctif, disposées en divers sens, entremêlées de fibres élastiques et de cellules plasmatiques.

La surface interne, lisse et brillante, partout en contact avec elle-même, paraît être revêtue d'un épithélium pavimenteux dont les cellules ressemblent aux cellules aplaties, à noyaux également plats, qui s'observent le long des faisceaux du tissu conjonctif. Cependant l'existence de cet épithélium n'est pas admise par tous les anatomistes et quelques-uns même expliquent par son absence la facile perméabilité de ces membranes.

Ainsi limitées, ces bourses représentent des cavités irrégulières, anfractueuses, traversées en tous sens et souvent cloisonnées, divisées en loges distinctes par des tractus cellulaires irréguliers.

Leur cavité, normalement remplie par une très-petite quantité d'un liquide que les recherches microscopiques ont démontré n'être autre chose que la lymphe, contient fréquemment des prolongements vasculaires analogues aux franges synoviales que l'on rencontre dans les articulations.

Quoique l'irrégularité de la bourse prérotulienne, l'inconstance de sa disposition et la multiplicité des variétés individuelles se prêtent peu à une description anatomique uniforme, il est pourtant indispensable, avant d'aborder l'étude de ses altérations, d'indiquer sommairement les différentes formes sous lesquelles elle se présente le plus ordinairement à l'état sain.

Cette cavité, extrêmement variable dans sa forme et dans ses dimensions, ne se présente jamais sous l'aspect qu'on lui attribue théoriquement, d'un sac sans ouverture à parois régulières. Les tractus qui la cloisonnent divisent son intérieur en alvéoles inégales qui tantôt communiquent entre elles, tantôt forment des cavités complètement distinctes. Il est ordinaire de rencontrer, au lieu d'une seule poche, deux ou trois cavités séparées. Kœberlé a trouvé dans la bourse pérrotulienne jusqu'à cinq loges distinctes.

D'après les recherches de Gruber, (1) Luschka, (2) Linhart, (3) il existe normalement au devant de la rotule, trois bourses séreuses: une superficielle ou sous-cutanée; une moyenne, située entre l'aponévrose et les expansions du tendon extenseur; une profonde, entre ces expansions et le périoste de la rotule.

Il est rare de les rencontrer toutes: assez souvent il n'en existe que deux, quelquefois une seule. Dans ce dernier cas, c'est toujours la profonde. La superficielle est à beaucoup près celle qui fait défaut le plus souvent.

La forme et la disposition réciproque de ces trois bourses muqueuses superposées ont été représentées d'une façon très-nette dans deux planches de Linhart (V. Encyclopédie chirurgicale de Pitha et Billroth, vol. II. part. II. Sect. V.)

Quoique le diagnostic du siége d'un épanchement dans l'une ou l'autre de ces bourses présente une difficulté excessive sur le vivant, il est possible néanmoins d'établir au moins quelques présomptions d'après la mobilité de la tumeur sur l'os, et de la peau sur la tumeur. Lorsque l'affection siége dans la bourse muqueuse superficielle, la tumeur glisse librement sur la

(1) Uber die Schleimbeutel am Kniegelenke. Bull. de l'Acad. de Petersb. 1856.

(2) Die bursa patell. profunda. Mullers Archiv., 1850.

(3) Uber die Entzundung der bursa mucosa patellæ. Wurtz. Verhandt VIII, p. 129.

rotule, conjointement avec la peau, fort peu mobile elle-même sur la tumeur. Au contraire, dans le cas d'hygroma de la bourse profonde, la peau jouit d'une mobilité beaucoup plus grande, à condition toutefois que le processus inflammatoire n'ait pas altéré sa structure ou déterminé des adhérences avec la paroi de la poche.

La transformation kystique des cavités séreuses reconnaît habituellement une origine inflammatoire. A l'état sain, le liquide séreux qu'elles renferment est repris par absorption aussi rapidement qu'il est sécrété. Mais si une circonstance quelconque a déterminé l'inflammation de cette membrane, deux causes interviennent pour augmenter la quantité du liquide contenu: d'une part, l'irritation de la séreuse qui sécrète plus abondamment qu'à l'état normal; d'autre part la diminution du pouvoir de résorption. Rindfleich a démontré qu'un liquide injecté dans une séreuse saine est très-rapidement résorbé en totalité, mais qu'il persiste indéfiniment si la membrane est enflammée: peut-être faut-il rapprocher ce fait de l'obstruction fibrineuse des lymphatiques décrite par Ernest Wagner (Arch. der Heilk. vol. XI, 1 Helf.) et admettre que cette obstruction inflammatoire des vaisseaux absorbants oppose une barrière à la résorption de l'exsudat. En tous cas, ces deux causes réunies, diminution de la dépense, augmentation de l'apport, concourent à rompre l'équilibre dans le même sens et à augmenter indéfiniment le contenu de la cavité. Tel est le mécanisme du développement des hygromas à contenu purement séreux. Ainsi se trouve constituée la forme décrite sous le nom d'hydropisie chronique. Cette variété clinique, la plus simple de toutes anatomiquement, est aussi celle qui présente au point de vue du traitement, la simplicité la plus grande. Mais il est rare que l'affection se borne à cette hypersécrétion séreuse, sans altération dans la nature du liquide et dans la structure de la paroi. Dans un grand nombre de cas, la membrane enveloppante perd peu à peu ses caractères normaux, la qualité du liquide contenu est plus ou moins dénaturée, des productions nouvelles apparaissent à l'intérieur de la poche : toutes ces circonstances impriment à l'affection des caractères différents qui suffisent pour faire de chacune de ces variétés presque autant de maladies distinctes.

La connaissance de ces modifications est tellement importante au point de vue du traitement et influe à tel point sur les indications thérapeutiques, qu'il est indispensable de préciser en un peu de mots les différences capables de modifier la marche et le traitement de la maladie.

ALTÉRATIONS DU CONTENU.

Le liquide accumulé dans la bourse malade est quelquefois séreux, incolore et complètement fluide. D'autres fois, il est jaunâtre, laiteux, légèrement teinté en rouge, il tient en suspension des flocons de fibrine. Quelquefois enfin, il est épais, filant, très-albumineux et peut atteindre une consistance gélatiniforme.

Mais il est surtout deux formes qui méritent une attention spéciale, ce sont 1° l'hygroma à contenu purulent, l'abcès hygromateux, 2° l'hygroma à contenu hématique (hématôme de Virchow).

1° *Hygroma suppuré.* — Cette forme quelquefois primitive et dépendant alors d'une prédisposition générale, succède dans la plupart des cas à la simple hydropisie séreuse ou à la transformation d'un liquide hématique. Cette transformation se fait d'ailleurs soit spontanément, soit à la suite d'une violence extérieure, des chocs et des pressions longtemps prolongées, des contusions lentes auxquelles est exposé la tumeur. Nous ne parlons pas ici de l'hygroma aigu à forme phlegmoneuse: il présente dans sa marche et dans son aspect une allure et des indications thérapeutiques si particulières, que les Allemands ont cru devoir lui imposer une dénomination spéciale, celle de *bursitis*. Il s'agit en effet d'un véritable abcès chaud hygromateux, d'une inflammation franche à laquelle participe au moins autant le tissu cellulaire ambiant que la bourse elle-même, et ce mot expressif de *boursite aiguë* exprime d'une manière assez frappante l'aspect particulier de cette forme clinique. Il est à regretter que la langue chirurgicale française n'ait pas spécialisé par un mot cette variété, et qu'on soit obligé de l'englober dans la même dénomination que les hygromas chroniques dont elle diffère sous tant de rapports.

La question de la suppuration dans les cavités hygromateuses, domine pour Chassaignac toute la pathologie des bourses de glissement. La possibilité de cette transformation sans cesse imminente, et des accidents de diffusion purulente qui en peuvent être la conséquence, constitue le plus réel danger de cette affection. Aussi, alarmé, avec quelque exagération peut être, par cette menace incessante, cet auteur pense-t-il qu'il est d'une pratique prévoyante de ne jamais laisser atteindre à ces tumeurs, si bénignès en apparence, un volume quelque peu considérable : il est en conséquence partisan absolu de l'intervention rapide, préventive, et insiste dans plusieurs passages sur la nécessité qu'il y a à prévenir la suppuration (Tr. de la suppur., t. I., sect. II, page 263).

« Ce fait, dit-il ailleurs, peut à lui seul faire surgir la question de vie ou de mort, compromettre l'existence du malade et la réputation du médecin. » (Dict. des Sc. méd.).

Le pus contenu dans la bourse enflammée peut être absolument pur ou mélangé à de la sérosité, à du liquide hématique ; il tient souvent en suspension des lambeaux de fausses membranes, des caillots altérés et décolorés, et se présente habituellement avec une consistance épaisse et granuleuse ; plus rarement il présente l'aspect franchement phlegmoneux.

Dans la plupart des cas, la membrane d'enveloppe participe à cette altération du contenu. Au lieu de rester, comme dans les cas d'hydropisie simple, lisse et polie, elle prend un aspect rugueux, tomenteux, et se double à l'intérieur d'une couche grisâtre, pseudo-membraneuse, d'une véritable membrane pyogénique : il s'agit là d'un exsudat fibrineux infiltré de globules de pus et présentant la même constitution que les flocons qui nagent libres dans le liquide.

Le pus subit d'ordinaire, dans ces conditions, des altérations qui le dénaturent rapidement. Le sérum peut se résorber en partie, les globules s'infiltrent de graisse ou subissent la dégénérescence caséeuse. La collection liquide est alors remplacée par un magma plus ou moins épais dont la consistance peut atteindre celle du mactic. Cette solidification de l'exsudat, jointe à l'épaississement concentrique des parois, arrive à modifier de plus en plus la consistance de la tumeur où l'on ne trouve plus trace de fluctuation et qui ressemble dès lors à une véritable tumeur solide. Kœberlé a rencontré dans un hygroma prérotulièn, une masse blanche analogue à de l'amidon humecté en forme de bouillie épaisse, et très-effervescente en présence des acides (Dict. de Méd. et de chir. prat., t. V).

Lorsque le pus reste liquide, il perd peu à peu ses éléments figurés, mais on y trouve alors des cristaux d'acides gras, de la cholestérine, des cristaux d'hématoïdine, des granulations pigmentaires, etc.

2° *Hygroma hématique.* — Il arrive souvent qu'à l'ouverture d'un hygroma chronique, on voit sortir un liquide brun dont la coloration peut varier depuis le jaune fauve jusqu'à la teinte chocolat foncé, et la consistance depuis une fluidité presque complète jusqu'à l'aspect d'une bouillie épaisse. La même analogie qui a fait comparer la forme séreuse à l'hydrocèle vaginale oblige à rapprocher cette forme de l'hématocèle. La ressemblance est rendue plus frappante encore par l'existence presque constante d'une couche solide à la surface interne de la paroi. La relation entre cette néomembrane et la coloration du liquide paraît d'ailleurs être la même que dans l'hématocèle de la tunique vaginale. Cette couche très-vasculaire préexiste à l'épanchement sanguin, et devient le siége d'hémorrhagies capillaires favorisées par sa constitution anatomique, et se produisant sous les moindres influences. Cette fausse membrane est constituée par du tissu embryonnaire, des vaisseaux de nouvelle formation et des couches intermédiaires de fibrine. Or, ces vaisseaux fragiles et décrivant des anses mal soutenues au milieu du tissu nouveau qui les enveloppe, se rompent sous un faible effort et laissent facilement échapper leur contenu. Ils sont analogues aux néo-formations vasculaires que Rindfleish a indiquées au sein même de l'exsudat dans les inflammations hémorrhagiques des grandes séreuses. Le sang épanché se coagule et subit la série des transformations régressives ordinaires, disparition des globules, mise en liberté de l'hémoglobine, formation des cristaux d'hématoïdine et de granulations d'hématine.

Corps étrangers. — Il n'est pas rare de rencontrer dans la cavité des hygromas des corpuscules de volume et de forme variable, très-analogues aux grains riziformes des kystes synoviaux, et sur la nature desquels on a beaucoup discuté. Nous verrons qu'en réalité ils ont une constitution anatomique variable, une origine qui est loin d'être constante et qu'on a eu tort de vouloir leur donner à tous et toujours une genèse et une structure uniformes.

Décrits pour la première fois par Laënnec, qui les croyait organisés et les désignait sous le nom d'*acépha-*

locystis plana (Mémoire sur les vers vésiculaires, 1805), ils furent étudiés en même temps en France et en Angleterre par Dupuytren (1811) et par Cooper. Malgré l'avis contraire de Bosc et de Duméril, Dupuytren crut leur voir des mouvements (1); Cruveilhier affirma encore leur organisation, et Raspail, qui les désignait sous le nom de *corps ovuligères*, alla jusqu'à leur décrire une bouche et un intestin.

Brodie les attribua à la coagulation de la lymphe plastique, et Velpeau, les rattachant aux épanchements sanguins, pensa qu'ils étaient formés par de la fibrine. Dict. de Méd. — Clin. de la Char. 1er mars 1856).

On considère plutôt aujourd'hui ces corps hordéi formes comme des produits d'exsudation plastique développés sur les parois de la tumeur, (Legonest, thèse d'agrégation, 1857). Rokitansky, (*Anat. path.*, t. I, p. 335, Vienne, 1844) leur attribue une structure fibroïde. Schreger compare cette forme d'hygroma à l'arthrite déformante, et attribue la formation des corpuscules riziformes à des végétations de la paroi, qui se pédiculisent, se détachent et tombent dans la cavité. On constate en effet, en les examinant avec attention, que ces corps sont formés de tissu conjonctif, car, en les traitant par l'acide acétique, on voit apparaître de petits noyaux. Toutefois leur structure connective est confuse et obscure, ce qui, selon H. Meckel, s'explique par l'addition successive de dépôts fibrineux à la périphérie de ces corps. Virchow,

(1) Dupuytren. Des kystes séreux contenant de petits corps blancs ou hydatides. Leçons orales de cliniques, t. II, p. 148. 1839.

qui partage au point de vue de la structure et du mode de formation de ces corpuscules, l'avis des auteurs précédents, a désigné sous le nom d'*hygromas prolifères* ceux qui renferment ces corps étrangers.

Quoique la forme précédemment décrite comprenne presque tous les cas de corpuscules hordéiformes, il en est d'autres pourtant dans lesquels il est impossible de trouver aucune trace d'organisation.

Il en est qui sont formés uniquement de matière grasse, et Chassaignac a présenté à la Société de Chirurgie (18 septembre 1853) un fait de ce genre, relatif à un corps flottant complètement soluble dans l'alcool.

Le même chirurgien a rencontré de ces corpuscules qui présentaient une dureté osseuse et étaient même infiltrés de sels calcaires (Société de Chirurgie, 29 juin 1853). Enfin dans les épanchements purulents, on trouve des corps ayant une consistance molle et l'apparence d'un magma grisâtre infiltré de globules de pus. Dans un cas cité par Rokitansky, la bourse prérotulienne contenait un fluide noirâtre où flottaient de petites masses blanches, terreuses, cristallines. L'analyse chimique révéla dans ces corps étrangers une proportion de 0,65 de phosphate de chaux et 0,18 de carbonate de chaux.

Il arrive quelquefois que les corps étrangers trouvés dans les poches hygromateuses présentent une cavité centrale remplie de liquide. (Kuhn *Gaz. méd.*, 1830), Chassaignac (*Bull. Soc. anat.*, 1845), W. Coulson (*The half yearly abstract of the medical Sciences*, 1851), Michon (thèse de concours), ont signalé des faits de ce genre.

MODIFICATIONS DE LA PAROI.

Lors même que la paroi des bourses de glissement devenues kystiques paraît n'avoir subi aucune modification dans sa structure, il faut, même dans les cas où elle n'est pas épaissie, admettre qu'elle a subi une altération nutritive, ne fût-ce que pour subvenir à l'énorme dilatation dont elle est le siége dans ces cas de kystes volumineux qu'on a vu atteindre le volume d'une tête d'enfant (Camper) ou d'adulte (Brodie). Mais dans la plupart des cas, cette membrane enveloppante éprouve des modifications plus profondes qui portent non-seulement sur son étendue, mais sur son épaisseur et sa structure. Nous avons indiqué déjà les dépôts pseudo-membraneux qui accompagnent les collections sanguines et purulentes. Le processus inflammatoire détermine en outre une infiltration plastique des parois de la poche, avec formation exagérée d'éléments fibro-plastiques à tous les degrés de développement. La membrane se trouve par ce fait épaissie et condensée dans son ensemble, et l'on constate dans son épaisseur la présence d'éléments nouveaux, fibres, cellules fusiformes, noyaux embryoplastiques, mêlés de granulations graisseuses et de corpuscules calcaires. Ce travail pathologique provoque en même temps une néoformation vasculaire assez abondante, et l'on rencontre parfois des artères volumineuses soit dans la paroi elle-même, soit dans le tissu conjonctif au milieu duquel la poche est plongée. Il est à propos de signaler la possibilité de cette vascularisation abondante, qui peut être la cause d'hémorrhagies, dans quelques cas rares, lorsqu'on attaque la tumeur par l'instrument tranchant.

On observe souvent, à l'intérieur de la poche, des saillies verruqueuses, des végétations de forme et de dimensions variables qui peuvent se pédiculiser et même devenir complètement libres. Ce sont ces végétations qui deviennent l'origine de ces corps flottants dont nous avons décrit plus haut le mode de formation.

Quelquefois on rencontre, comme dans la tunique vaginale, une véritable calcification des parois, ou bien un épaississement du contenu qui devient semblable à du ciment (Luschka). Dans les hygromas d'origine goutteuse, il existe souvent des dépôts ressemblant à de la craie (urate et phosphate de chaux) qui sont comme incrustés dans la paroi. Ces dépôts tophacés existent également à l'état de concrétions volumineuses qui flottent librement dans l'intérieur de la bourse et peuvent en remplir presque toute la cavité.

Lorsque l'affection est très-ancienne, les parois peuvent acquérir une épaisseur énorme, et dans quelques cas, l'épaississement concentrique arrive à effacer presque complètement la cavité. Brodie cite un cas d'hygroma chronique du genou dans lequel cette cavité, progressivement amoindrie, était réduite à une cellule très-étroite. Ledran rapporte un exemple où la paroi avait acquis une épaisseur de 12 millimètres. Ainsi modifié, l'hygroma perd véritablement tous ses caractères de tumeur liquide et devient complètement identique aux vrais fibrômes, quant à ses symptômes et quant à son traitement. Chelius a longuement insisté sur ce genre de tumeurs que Mettenheimer (1) a décrites sous le nom de fibromes prérotuliens. La bourse muqueuse prérotulienne est du reste le siége exclusif de ces hygromas devenus presque complètement solides, et il est extrêmement rare de rencontrer cette consistance fibreuse dans les hygromas des autres régions.

Nous ne citerons que pour mémoire cette variété que Chassaignac a décrite sous le nom d'hygroma lipomateux : on ne la rencontre guère qu'à la nuque, et jamais les hygromas du genou ne revêtent cette forme.

TRAITEMENT.

L'hygroma étant presque toujours une maladie purement locale, dans la plupart des cas professionnelle, et développée sous l'influence de causes mécaniques faciles à déterminer, il est assez rare qu'on puisse diriger contre lui un traitement général. Pourtant des causes internes peuvent quelquefois tenir sous leur dépendance cette manifestation locale, et l'hygroma de nature rhumatismale ou goutteuse n'est pas absolument rare. Si on se rappelle la prédilection de ces diathèses pour toutes les séreuses, ce fait affirme une fois de plus la nature histologique des bourses de glissement ; leur pathologie aussi bien que leur anatomie les classe parmi les membranes séreuses.

(1) Mettenheimer. Uber fibrose prœpatellargeschwülste. (Dubois und Reichart's Archiv., 1865, p. 98).

Nélaton cite le cas d'un goutteux chez lequel il vit survenir une hydropisie de la bourse prérotulienne; cette hydropisie disparut bientôt pour occuper successivement la synoviale du genou, la séreuse du muscle poplité, et enfin celle qui est située entre le ligament rotulien et le tibia. Ces cas représentent si l'on veut la variété médicale de l'affection. Dans ces conditions, la maladie affecte rarement la forme chronique, ne se localise pas, ne s'invétère pas dans la séreuse affectée, mais revêt plutôt les allures ambulantes du rhumatisme et coïncide ou alterne avec des manifestations articulaires. Quoique ces faits aient été dès longtemps signalés, on n'a pas assez attiré l'attention sur l'existence de ces hygromas diathésiques. Le chirurgien doit avoir toujours présente à l'esprit cette manifestation un peu exceptionnelle du rhumatisme, pour n'être pas tenté de recourir dans des cas semblables à une intervention qui serait inutile et intempestive. Toutes les altérations se bornent ordinairement dans ces cas, à une simple hydropisie justiciable seulement d'un traitement interne, et il suffit de satisfaire aux indications fournies par l'état général. Les moyens médicaux usités contre le rhumatisme ou la goutte doivent alors être employés; on les aidera par l'emploi de quelques remèdes locaux innocents, tels qu'applications émollientes ou résolutives, compression, vésicatoires, émissions sanguines. Mais l'important est d'être bien prévenu de la nature de l'affection pour repousser bien loin toute tentation d'intervention active, à moins que la tumeur, résistant aux moyens simples et revêtant la forme chronique, ne tombe par ce fait même dans le domaine de la chirurgie et n'arrive à constituer une gêne réelle pour le malade : auquel cas, elle perd le bénéfice de la bénignité relative qu'elle devait à sa nature spécifique. Deux faits que je résumerai brièvement suffiront à démontrer l'un l'inutilité, l'autre les dangers de l'action chirurgicale dans les cas de cette nature.

Un malade atteint d'un volumineux hygroma du genou s'adressa à un chirurgien célèbre, qui, méconnaissant la nature rhumatismale de la tumeur, conseilla l'incision. Le malade consentit et demanda quelques jours pour mettre ordre à ses affaires. Quand il revint, un mois après, son hygroma avait complètement disparu.

Le second fait, cité par Heineke, a trait à un malade évidemment rhumatisant, qui portait au genou un hygroma de la bourse prérotulienne, un autre de la bourse prœtibiale, et plusieurs ganglions du dos de la main et du pied. Les tumeurs d'abord indolentes, étant devenues le siége de vives souffrances, on les vida à plusieurs reprises par la ponction : à la suite de cette simple opération, il survint dans le genou une angioleucite suivie d'un phlegmon diffus et d'une suppuration très-abondante, qui mirent la vie du malade en grand danger. (1)

Ces deux exemples montrent assez qu'un hygroma de cette nature constitue un véritable *noli me tangere* et que le chirurgien serait coupable d'exposer son malade aux aventures d'une opération toujours grave pour le

(1) C. Weber dans Encycl. de Pitha et Billroth, vol. II, part. II, sect. V.

débarrasser d'une affection qui peut, qui doit guérir d'elle-même ou par des moyens moins dangereux.

Vésicatoires. — L'usage de larges vésicatoires volants préconisé par Velpeau, et dont ce chirurgien a voulu peut-être un peu trop généraliser l'emploi, a pu, dans quelques cas, amener une résolution complète. Mais si on étudie d'un peu près les quelques observations où sont cités ces résultats heureux, on s'aperçoit que dans presque tous les cas il s'agissait de véritables hygromas rhumatismaux, de formes à manifestations multiples et subaiguës, et que les vésicatoires ont produit là l'heureux effet qu'ils ont constamment dans les affections rhumatismales de toute nature. La compression et l'immobilisation ont d'ailleurs joué dans ces cas, le rôle de moyens adjuvants et contribué peut-être à la guérison dans une aussi large part que les vésicatoires eux-mêmes.

Frictions irritantes. — Parmi les méthodes inoffensives, une des plus inoffensives assurément consiste dans l'emploi de topiques résolutifs appliqués sur la peau, et dont la nature a varié à l'infini, depuis les lotions faites par Monro avec une infusion de bryone dans du vinaigre jusqu'aux badigeonnages à la teinture d'iode, qui constituent aujourd'hui la méthode la plus acceptée.

Boyer (1) cite l'observation d'une femme portant une *loupe* prérotulienne de la grosseur du poing, qui fut

(1) Mal. chirurg., t. II, p. 15.

guérie par des frictions avec une solution étendue de chlorhydrate d'ammoniaque, une autre relative à un jeune homme qui fut guéri par le même moyen d'un hygroma gros comme un œuf. Malgré ces succès, ceux de Monro, de Gooch et de Camper, ces moyens ne peuvent constituer autre chose qu'une méthode purement palliative, capable tout au plus de favoriser la résorption partielle de la sérosité dans le cas d'hydropisie simple, mais absolument inutile, pour peu que les parois de la poche soient épaissies ou renferment un liquide sanguin ou purulent. Il ne faut donc pas demander à cette méthode plus qu'elle ne peut tenir, et il serait presque puéril d'en tenter l'essai dans la plupart des cas. Nous avons vu bien des fois les frictions iodées prolongées avec persévérance pendant des mois, n'amener aucun résultat appréciable. On doit rapprocher de ce traitement, pour leur innocuité autant que pour leur presque constante inefficacité, les moyens très-anciens consistant en douches, frictions sèches, fumigations de vinaigres et de gomme ammoniaque telles que Louis les conseillait, les frictions avec des pommades mercurielles, iodurées, balsamiques, les emplâtres stibiés, les cautérisations transcurrentes et les moxas.

Compression. — Volkman (2) qui employait autrefois presque exclusiment cette méthode pour tous les hygromas superficiels a certainement exagéré sa valeur en affirmant qu'elle constitue le « meilleur procédé » et que « sur un nombre *immense* de cas ; » il n'avait pas

(2) Berl. Klin. Wochenschr. 1868.

eu une seule récidive. Sans doute la compression résorbante peut aider à la disparition de certains liquides épanchés, de la sérosité, de la lymphe, même du sang, mais comme le fait observer Chassaignac (1), il n'en est pas de même du pus qui paraît complètement réfractaire à l'emploi de ce moyen, au moins quant à sa partie globulaire. Du reste on ne peut espérer de résultats sérieux que d'une compression très-forcée, et dans ces conditions, malgré toutes les précautions prises, malgré l'application d'une attelle placée du côté de la flexion pour protéger les vaisseaux, suivant le conseil de Volkman, le séjour prolongé de l'appareil amène fatalement des accidents de stase veineuse et des douleurs qui le rendent intolérable. Volkman lui-même semble d'ailleurs avoir considérablement restreint l'emploi de son procédé et dans beaucoup de cas, il ne donne aujourd'hui la compression que comme moyen adjuvant, après incision, évacuation de la poche et application d'un pansement antiseptique. (2)

On décrit sous le nom d'appareil de Scott, (3) un bandage fort compliqué consistant dans l'application prolongée d'emplâtres de savon, de cérat mercuriel, le tout soutenu par des compresses et par des bandes très-nombreuses.

Ce qui agit surtout, dans cet appareil qui n'agit guère, c'est moins l'efficacité résolutive des topiques

(1) Tr. la Supp., t. I.

(2) Zur behandlung des Hygr. præpatellare mittels der incision. Berlin, Klin. Wochenschr, 1876, n° 8.

(3) Dunal. De l'emploi de l'appareil de Scott dans le traitement de l'hygroma. Revue thérapeutique du Midi, 1853, t. V, p. 324.

employés, que la compression assez forte qu'on est forcé d'exercer pour maintenir et serrer tout l'appareil.

Ecrasement. — Conseillé par Monro, Cloquet, Nélaton et appliqué de la même manière que pour les kystes synoviaux désignés sous le nom de ganglions, ce procédé n'est que l'imitation de certains cas de guérison spontanée par écrasement accidentel du kyste. Saviard rapporte un fait de ce genre.

La pression digitale avec les deux pouces croisés suffit dans quelques cas pour rompre la poche et provoquer l'extravation du liquide dans le tissu cellulaire, où il est résorbé. Mais quand les parois sont épaissies, ces manœuvres sont impuissantes, et quelques auteurs ont conseillé alors des moyens plus violents, l'application du cachet, le coup de maillet frappé sur la tumeur préalablement recouverte de drap ou de carton. Thierry alla même jusqu'à serrer le kyste dans un étau garni de flanelle. Ces derniers procédés sont trop brutaux pour conserver à la méthode son caractère de bénignité. L'écrasement ne saurait être tenté que lorsqu'il est facile, et trois conditions pour cela sont indispensables : volume peu considérable, minceur de la paroi, présence au-dessous de la tumeur d'un plan osseux résistant. Encore même dans ces cas favorables n'a-t-on la plupart du temps que des guérisons passagères. La déchirure du kyste se cicatrise, le liquide se reforme, et la tumeur, irritée par ces manœuvres, acquiert souvent un volume plus considérable qu'auparavant, ou devient le siége d'une poussée aiguë qui transforme en un abcès hygromateux la simple hydropisie qui existait.

Les percussions répétées sont dans le même cas et n'ont d'autre effet que d'entretenir une irritation chronique capable seulement d'épaissir la poche et de dénaturer son contenu.

Procédés sous-cutanés.—Indiquée d'abord par Léveillé, Boyer et Bégin (*Dict. de méd. et de chir. prat.*) la ponction sous-cutanée fut de nouveau proposée en 1825 par M. Cumin (1), qui ponctionnait la tumeur à l'aide d'une aiguille à cataracte introduite obliquement sous la peau. Sans doute ce procédé est sans dangers mais il est rarement efficace, et son insuffisance engagea Sédillot (2) et Barthélemy (3) à le rendre plus radicalement curatif, en substituant à la ponction simple une véritable incision sous-cutanée faite à l'aide d'un ténotome introduit sous la tumeur. Cette méthode subit une nouvelle modification entre les mains de Marchal et Malgaigne qui multiplièrent les incisions. Mais ces auteurs montrent eux-mêmes le peu de confiance qu'ils avaient en leur procédé, quand ils conseillent de renouveler les incisions en cas de récidive, et c'est là, il faut l'avouer, le fait presque constant. Encore le procédé des incisions sous-cutanées ne présente-t-il pas toujours l'innocuité qu'on lui accorde : Velpeau cite un fait de sa pratique où le malade, traité par incisions multiples, fut atteint d'une angioleucite et d'un phlegmon diffus qui lui firent courir les plus grands dangers (4).

(1) Arch. de Méd., t. XIV.

(2) Med. Op., t. II, p. 228.

(3) Note sur le traitement des tum. synov. par l'inc. sous cut. (Gaz. des Hôp. 1838.

(4) Velpeau. Clin. chir., t. III, p. 451.

Ponction simple. — L'évacuation du contenu de la poche, même aidée par la compression, est une méthode aussi inutilement palliative, mais beaucoup moins innocente que la précédente. Lorsque le liquide est séreux, son élimination ne constitue qu'un bénéfice illusoire : la maladie reste tout entière, tant que la paroi non modifiée demeure prête à sécréter une nouvelle quantité de liquide. Quand le contenu est hématique ou purulent, outre que l'évacuation est rendue matériellement difficile par la présence de fausses membranes qui obturent la canule, d'autre part l'introduction de l'air au milieu de ces éléments putrescibles reproduit jusqu'à un certain point les dangers de la ponction dans le cas d'hématocèle vaginale.

Injections irritantes. — Boinet, Cabaret et surtout Asselin (*Considérations sur les bourses muqueuses*, Strasbourg, 1803) ont eu les premiers l'idée de ce traitement. Asselin cite deux cas de guérison. Boyer qui se servait comme lui de vin alcoolisé ou d'une dissolution faible de potasse caustique eut aussi quelques succès. Vassilière (*Mém. de méd. et de chir. milit.*, t. XXX, p. 330) guérit un hygroma du genou à l'aide d'injections de vin chaud miellé. Guersant, Laugier adoptèrent cette méthode. Mais ce fut Velpeau qui contribua le plus à la vulgariser et employa le premier la teinture d'iode.

L'analogie frappante qui unit les hygromas séreux et l'hydrocèle vaginale semblait faire espérer que dans les deux cas, l'injection iodée produirait les mêmes résultats heureux. Il n'en est rien pourtant, et si les injections iodées ont produit dans quelques cas d'hygromas des guérisons définitives, les accidents qu'elles ont amenés parfois doivent faire adopter cette méthode avec une extrême réserve. Sédillot, convaincu de ses dangers, conseillait de l'employer toujours « avec beaucoup de précaution » (*Méd. op.*, t. II, p. 228). M. Valette, notre regretté maître, insistait sur l'erreur que l'on commet en voulant assimiler d'une façon complète le traitement de l'hygroma et celui de l'hydrocèle. Pour lui, les complications amenées par une injection irritante dans la bourse séreuse prérotulienne étaient de véritables accidents d'étranglement dus à la résistance des tissus environnants.

Tandis que les tuniques scrotales se prêtent à la dilatation inflammatoire qui succède toujours à l'injection, les tissus fibreux denses et inextensibles qui entourent l'hygroma viennent, au contraire, brider la tumeur et s'opposer à sa libre expansion. Dans le cas d'hématome ou d'hygroma suppuré, un autre élément intervient, la septicité des produits contenus dans la poche et l'injection dans ces cas-là semble presque aussi irrationnelle que dans les cas d'hématocèles. Aussi M. Valette concluait-il « qu'il faut rejeter les injections iodées, d'ailleurs applicables seulement aux hygromas séreux. Lorsque les parois du kyste présentent des altérations, lorsque le liquide est trouble et surtout que des concrétions fibrineuses existent, il y a contre-indication absolue à l'emploi de cette méthode; l'injection iodée serait alors non-seulement impuissante, mais dangereuse. » (*Clin. chir. de l'Hôtel-Dieu de Lyon*, p. 311.)

Nous rapporterons ici d'une façon très-succincte quelques observations propres à montrer la profonde distinction qu'il faut faire entrer les hygromas séreux et les hématomes : dans les cas du premier genre, les résultats ont été presque toujours heureux. Lorsque, au contraire, la ponction a donné un liquide hématique, l'injection iodée a été suivie d'accidents, tout au moins de menaces, ou bien l'inefficacité de cette méthode a nécessité l'emploi ultérieur d'un autre moyen.

Observation I.

Jeanne Meunier, 33 ans, salle saint-Paul, n° 80. Hygroma prérotulien droit remontant à 8 ans. Volume d'un œuf d'oie. Peau saine et glissant librement. *La paroi semble assez épaisse.*

16 avril. Une ponction faite avec un trocart donne issue à une *sérosité roussâtre.* Injection iodée. Peu de réaction, mais le 2 mai le liquide s'est reproduit, les parois sont beaucoup plus épaisses et l'on est obligé de détruire la poche par trois applications successives de chlorure de zinc.

Observation. II.

Marie Granjon, passementière, salle saint-Paul, n° 100.

Hygroma du genou droit datant de 18 mois. La tumeur a le volume d'une noix, elle présente une fluctuation douteuse et on constate *la présence de noyaux fibrineux.*

4 décembre. La tumeur ponctionnée donne issue à une sérosité limpide. Injection iodée. Réaction très-vive ; douleurs violentes dans la nuit.

Le 17. Le liquide n'a pas reparu et l'inflammation a cédé. Mais les noyaux fibrineux persistent et la tumeur conserve au moins la moitié de son volume antérieur.

Observation III.

Annette Hermann, 38 ans, salle saint-Paul, n° 83.

Hygroma prérotulien gauche du volume d'une noix; la tumeur est fluctuante et mobile sous la peau.

18 juillet. Ponction. Issue d'un liquide rougeâtre. Injection iodée.

Le 19. Réaction très-vive. La tumeur a dépassé son volume primitif. Menaces de phlegmon.

Le 22. Les symptômes inflammatoires ont disparu.

5 août. Guérison. Mais la peau conserve des adhérences avec la rotule et les fonctions du membre sont un peu gênées.

Observation IV.

Jean Flachy, 33 ans, cultivateur, salle saint-Joseph.

Hygroma du genou gauche ayant un diamètre de 15 centimètres sur 9.

21 juin. Ponction donnant issue à un liquide teint en rouge. Injection iodée. Peu de réaction. Mais il se produit un épanchement secondaire considérable, et comme il ne paraît pas devoir se résoudre, on pratique le 1er juillet une nouvelle injection qui cette fois amène la résolution définitive.

Obs. V. — Hématôme. Injection iodée. Complications.

Marie Ragache, 64 ans, ménagère, salle saint-Paul, nº 12.

La malade porte au-devant du genou droit une tumeur de la grosseur des deux poings, ovoïde, irrégulière, bosselée. Les parois sont dures, en quelques points cartilagineuses. Début il y a 15 ans.

22 août. Ponction. On retire un quart de litre d'un liquide ressemblant à du chocolat et tenant en suspension des grumeaux épais. Injection de teinture d'iode.

Tout se passe assez simplement jusqu'au 1er septembre, mais la tumeur diminue si lentement qu'on se proposait une opération plus radicale, lorsque surviennent des accidents graves.

Le 2. Inflammation intense. Douleurs aiguës.

Le 3. Insomnie. Inappétence. Pouls à 85. La tumeur est rouge, très-douloureuse. Gonflement phlegmoneux de tout le genou. Ces accidents finissent par s'amender, mais la tumeur a conservé son volume primitif ; la malade refuse toute opération nouvelle.

Observation VI.

François Thomassin, salle saint-Philippe, n° 8.

Hygroma du genou droit datant de 2 mois et présentant le volume d'une orange.

3 juillet. Ponction. Issue d'un liquide citrin. Injection iodée. Occlusion. Bandage compressif.

Le 4. Insomnie. Douleurs vives. Rougeur des téguments.

Le 25. L'injection iodée *n'ayant pas amené la guérison, comme on l'espérait,* on est forcé de pratiquer une incision longitudinale. Cette opération provoque le 28 juillet l'explosion d'un érysipèle qui d'ailleurs guérit assez simplement et le 30, le malade quitte l'hôpital.

Séton et drainage. — L'introduction dans la cavité d'un hygroma de corps étrangers destinés à y déterminer une suppuration adhésive, constitue une méthode aujourd'hui si généralement condamnée qu'il est presque inutile de la discuter et d'en faire ressortir les inconvénients et les dangers. La pénétration de l'air dans le foyer, la présence dans la poche enflammée de matériaux septiques auxquels des ouvertures étroites ne fournissent pas une issue suffisante, exposent le malade à toutes les chances de l'intoxication putride, et font de cette méthode une des plus dangereuses. « Nous avons vu mourir, dit Sédillot (*Méd. op.*, t. II, p. 228), plusieurs malades opérés par le séton. » Velpeau (*Méd. op.*, tome III, page 167) considère également ce procédé « comme un des moins convenables » dans le cas de kyste à parois épaisses. Brodie cite le cas d'un malade qui portait au niveau de l'angle de l'omoplate un énorme hygroma . la tumeur fut traversée d'un séton, mais l'abondance de la suppuration amena des accidents qui entraînèrent la mort de l'opéré.

Les chirurgiens anglais, Monro, B. Bell, avaient déjà conseillé l'emploi du séton. Chassaignac, appliquant aux tumeurs qui nous occupent sa méthode générale de drainage chirurgical, conseilla de traverser la cavité des hygromas avec un ou plusieurs tubes fenêtrés, agissant tout à la fois comme corps irritants et comme moyen d'évacuation. A la vérité, ce chirurgien semble avoir eu lui-même conscience de l'infériorité dans ce cas spécial, d'une méthode qui lui donna dans d'autres circonstances, de si heureux résultats. Redoutant par dessus tout la suppuration dans les cavités hygromateuses, et considérant ce fait comme la pire des complications, il ne pouvait évidemment conseiller sans scrupule l'emploi d'un moyen dont le premier résultat est de déterminer dans la poche une suppuration provoquée. Aussi réservait-il le séton pour les cas où il existait du pus dans le kyste, ce qui déjà en restreint singulièrement l'emploi. Mais dans ces cas même le drainage est bien souvent impuissant à évacuer le contenu de la poche et n'a d'autre résultat que d'ouvrir la cavité et d'y permettre l'accès de l'air. Les abcès hygromateux du genou, en particulier, ne peuvent être vidés complètement que si l'on a soin d'y placer au moins deux drains disposés en croix, et d'en favoriser l'évacuation par des lavages répétés avec l'eau phéniquée ou une solution iodée. « Cette insuffisance du drainage, dit Chassaignac, dépend ordinairement des qualités de la matière contenue. Cela s'observe dans le cas ou le pus est mélangé de produits de sécrétion qui, par leur nature concrète, obstruent la lumière des tubes; il se forme des bourbillons ou des productions pseudo-membraneuses qui enveloppent les tubes et ferment si bien leurs ouvertures que l'évacuation n'a plus lieu que d'une manière incomplète. »

Le drainage des hygromas constitue donc en somme une méthode mauvaise, et ses dangers sont démontrés par l'observation suivante, où l'emploi de ce moyen détermina la formation de vastes abcès, une arthrite suppurée du genou, et finalement la mort.

Observation VII.

Bonnier, Jean-Pierre, 25 ans, tisseur, salle Saint-Louis, n° 19.

Ce malade entre à l'Hôtel-Dieu pour un hygroma du genou, formé par deux poches qui communiquent entre elles.

22 mai. Une ponction faite avec l'aspirateur donne issue à un liquide séreux.

1er juin. La tumeur est traversée par un drain.

Le 15. Pas de réaction fébrile. Peu de douleurs. Une inflammation adhésive a presque réuni les parois de la poche.

Le 22. Il se fait un décollement de 10 à 12 centimètres le long des péroniers latéraux. Nouveau drain à ce niveau.

Le 25. Il se produit de nouveaux décollements au pourtour du genou. Suppuration intarissable.

Le 27. L'articulation du genou est probablement entrée en suppuration. Œdème de tout le membre. Etat général très-grave. Anémie profonde.

Cet état va s'aggravant rapidement, et le malade meurt le 12 août.

Autopsie. — Articulation du genou complètement envahie par la suppuration. Synoviale et cartilage entièrement détruits. Trajets fistuleux et décollements dans la moitié supérieure de la jambe. Le poumon droit présente quelques tubercules au sommet. Tous les autres viscères sont sains.

Cette observation constitue un méfait de plus au passif du drainage et montre combien, dans les cas les plus simples, cette méthode peut entraîner des suites funestes.

Incision. — Conseillée par Syme et Stanley, ce procédé consiste à ouvrir largement la poche pour mettre au jour sa surface interne et y déterminer une inflammation capable de faire adhérer les parois. Tantôt la tumeur est simplement sectionnée suivant sa longueur, tantôt on pratique une incision cruciale suivant le procédé de Gerdy. Lorsque les parois sont molles et flexibles, un pansement légèrement compressif suffit pour les maintenir en contact, et l'on est en droit d'espérer voir bourgeonner et adhérer à elle même la surface interne du kyste. Mais ces conditions anatomiques sont loin d'être toujours réalisées. On a bien souvent affaire à des parois épaisses, recouvertes d'une peau dure, calleuse, rigide et présentant une tendance exceptionnelle aux angioleucites et aux érysipèles. Aussi, quand la poche a été ouverte et vidée, le défaut d'élasticité des tissus rend ordinairement fort difficile la mise en contact des parois. La cavité reste alors béante, et fait, suivant l'expression de Chassaignac, la coque de carton : la suppuration y reste stagnante et les détritus du contenu s'accumulent dans son intérieur ; pendant tout ce temps, l'opéré reste exposé aux chances de la septicémie et de la diffusion du pus dans le tissu cellulaire.

C'est pour obvier à ces inconvénients qu'on a substitué à l'incision le procédé de l'excision, intermédiaire entre l'incision simple et l'ablation complète. Il a sur le premier l'avantage de supprimer cette poche épaisse et calleuse, de donner une plaie en surface au lieu de cette cavité anfractueuse et profonde dont nous parlions. D'autre part il ménage les parties profondes mieux que ne le fait l'incision. Mais il n'élude encore qu'une partie des difficultés, et présente, lui aussi, ses inconvénients. On est toujours obligé de conserver une partie de la paroi du kyste, qui forme le fond de la plaie : cette paroi s'exfolie lentement et s'oppose à la cicatrisation pendant un temps infini. Enfin la perte de substance étendue qu'on a dû produire, est toujours suivie d'une cicatrice difforme, très-large, avec adhérence de la peau, et entraîne fréquemment des troubles fonctionnels.

On a combiné l'emploi des caustiques avec l'incision et l'excision ; mais ce procédé mixte, qui échappe à la vérité à la plupart des reproches formulés plus haut, présente tous les défauts que nous signalerons plus loin en parlant de la cautérisation lente. Il est surtout employé dans ces cas d'abcès fistuleux qui succèdent à l'ouverture artificielle ou à l'ulcération spontanée d'un hygroma et entraînent d'abondantes et interminables suppurations.

Extirpation. — C'est la méthode la plus radicale, c'est aussi la plus dangereuse et ces dangers ne sont vraiment pas en rapport avec sa simplicité apparente.

Conseillée par Pézerat (*Journ. des sc. méd.*, 1827,

p. 414); Hervez (*Journ. hebd.*, t. III, p. 329) elle se pratique de deux façons, selon qu'on enlève le kyste entier, ou qu'on arrache la poche après l'avoir incisée et vidée (procédé de A. Bérard). La disposition des parties fait presque toujours de cette dissection une opération fort laborieuse, à cause de la fusion intime que présente la paroi avec le tissu conjonctif ambiant. L'hygroma ne se présente jamais, en effet, sous la forme d'un sphéroïde régulier, à parois partout également épaisses, et susceptible d'être énucléé par voie de simple décollement. La partie profonde, très-mince et étendue en couche irrégulière, sur les tissus sous-jacents dont elle suit toutes les inégalités, ne saurait être détachée que par lambeaux, et ne se prête pas à une dissection régulière. Moindres dans les hygromas fibreux, ces difficultés sont surtout marquées quand il s'agit de kystes à parois minces, envoyant des prolongements au voisinage de l'articulation, ainsi que cela se présenta dans le fait où l'extirpation donna à Delpech un si fâcheux résultat. Aussi Heineke conseille-t-il de laisser la paroi dans les points dangereux.

Les complications opératoires qui sont si souvent le résultat de l'ablation des hygromas du genou reconnaissent deux causes anatomiques : le voisinage de l'articulation, qui, tout en étant ménagée par le bistouri, peut être envahie par propagation ; en second lieu l'ouverture inévitable du *fascia superficialis*, sous lequel se développe une inflammation diffuse : ce phlegmon, bridé par l'aponévrose peut remonter jusqu'au haut de la cuisse.

Quoique les observations de ce genre appartiennent

à la catégorie de celles qui ne sont guère publiées, les faits ne manquent pas qui prouvent les dangers de cette méthode, et les cas de mort connus sont assez nombreux pour ôter aux opérateurs la tentation de l'employer quand ils n'y sont absolument forcés. Hip. Larrey pratiqua, chez un officier du Val-de-Grâce, en 1838, l'extirpation d'une tumeur grosse comme les deux poings, siégeant au-devant du genou gauche. Les suites immédiates furent assez simples ; mais bientôt éclatèrent des accidents généraux extrêmement graves, et la mort survint le huitième jour. L'ablation d'une tumeur semblable pratiquée par Roux entraîna également la mort. Warren (*On tumours*, etc., p. 40) cite aussi un cas de mort après l'ablation d'une tumeur prérotulienne. Velpeau eut un insuccès du même genre chez un malade opéré d'un hygroma du genou à l'hôpital de Perfectionnement (1825). Bonnet eut également à déplorer un cas de mort analogue, au début de sa carrière, avant qu'il eût adopté l'usage exclusif, dans ces cas, de la cautérisation potentielle. M. Valette, dans une de ses cliniques de l'Hôtel-Dieu de Lyon, rapporte l'observation d'un malade auquel il enleva par le bistouri un hygroma du genou, contrairement à sa pratique habituelle qui consistait toujours dans la cautérisation. L'opération fut suivie d'un phlegmon diffus qui remonta jusqu'au tiers supérieur de la cuisse, et les inquiétudes qu'inspira cette complication firent amèrement regretter au chirurgien de s'être départi dans ce cas de sa méthode habituelle, d'autant plus que deux autres malades traités au même moment, dans la même salle, par l'application du canquoin, guérissaient de la façon la plus simple.

Quoique l'hémorrhagie ne soit pas, dans cette opération, un accident habituel, il peut, comme nous l'avons indiqué, arriver que les néoformations vasculaires de la paroi donner lieu à un écoulement sanguin inquiétant. Courtin (*Bull. de la Soc. anat.*, t. XXIII, p. 128) rapporte un cas où Nélaton, opérant par l'ablation un hygroma, eut beaucoup de peine à lier les artères.

Cautérisation potentielle. — Conseillée déjà par Celse (Voillemier, *Kystes du cou*, p. 48), la cautérisation des kystes par les agents chimiques, fut appliquée aux hygromas par Le Dran (*Obs. de chir.*, t. II, p. 301, obs. 100); Montéggia (*Inst. de chir.*, t. II, p. 76); Charmetton. L'acide sulfurique, la potasse, le beurre d'antimoine, les trochisques de minium, le précipité blanc ou rouge étaient alors les substances habituellement employées. Mais il faut arriver à Bonnet pour voir ériger en système ces tentatives isolées et appliquer d'une façon spéciale au traitement des hygromas la méthode de ce chirurgien pour le traitement des kystes. Ce n'est pas ici le lieu de discuter d'une façon générale la supériorité des caustiques sur l'opération sanglante pour l'ouverture des tumeurs enkystées. La bénignité relative de ce moyen, peu brillant mais sûr, est chose aujourd'hui jugée. Nous voulons seulement faire ressortir ses avantages et malheureusement aussi ses inconvénients dans le cas particulier qui nous occupe.

Sans parler de tous les accidents généraux des plaies,

érysipèle, phlegmon diffus, septicémie, que la cautérisation évite presque sûrement, cette méthode appliquée à l'hygroma du genou présente dans l'espèce des conditions de sécurité toutes spéciales.

Dans ce genre d'opération, le danger qu'il faut éviter à tout prix, c'est la diffusion du pus dans le tissu cellulaire. Or, l'incontestable avantage du caustique sur le bistouri consiste à arriver sur la poche kystique sans avoir pénétré dans le tissu cellulaire. On réalise ici cette sorte d'adhésion préventive que l'on cherche à obtenir entre les feuillets du péritoine lorsqu'on ouvre un abcès du foie à l'aide de la potasse caustique. Les eschares qui bordent l'ouverture constituent une véritable barrière empêchant l'accès des produits septiques dans les tissus voisins. D'autre part, la modification profonde déterminée dans la paroi modifie singulièrement les conditions d'absorption et la rend impropre à laisser transfuser le contenu alteré du kyste. La cicatrisation s'opère à l'abri de ces eschares, et quand celles-ci se détachent, on voit au-dessous d'elles une de ces plaies vermeilles et de bonne apparence qui sont spéciales à la cautérisation.

Mais quelque excellent que soit le principe de la méthode, son exécution dans le cas spécial est encore entourée de difficultés et de dangers. La désespérante longueur du traitement, la nécessité d'appliquer parfois un très-grand nombre de bandelettes caustiques avant d'arriver dans la cavité, constituent sans contredit un désagrément réel. Il faut avoir vu toutes les difficultés d'exécution de la méthode pour imaginer la peine que l'on a parfois à traverser tous ces tissus épaissis par le gonflement inflammatoire. Ainsi que le faisait remarquer M. Valette, à qui nous avons vu maintes fois appliquer ce procédé, les dimensions de l'incision diminuant à mesure que l'on avance en profondeur, on arrive bientôt à manœuvrer au fond d'un « véritable entonnoir » et lorsqu'une étroite ouverture s'est produite au fond de cet entonnoir, le malade reste exposé aux décompositions putrides du contenu jusqu'à ce que l'incision complète ait permis de modifier l'intérieur de la poche. D'autre part, les propriétés coagulantes du chlorure de zinc, qui en font dans d'autres circonstances un agent précieux au point de vue de l'hémostase, deviennent ici un véritable inconvénient : elles déterminent dans la poche la production d'un magma demi-solide, très-adhérent, très-putrescible, que l'on est obligé d'enlever à l'aide de curages longs et difficiles. Enfin cette méthode est douloureuse : elle fait endurer en détail au malade des souffrances au moins égales à ce qu'il aurait souffert pendant une opération extemporanée. Et l'on n'a pas pour y remédier la ressource de l'anesthésie.

Mais l'objection capitale que l'on doit adverser aux caustiques chimiques, au chlorure de zinc en particulier, c'est l'extrême difficulté de limiter leur action, l'usage en quelque sorte aveugle que l'on fait ainsi de ces agents énergiques. Un détail anatomique fait encore ressortir ce danger. Presque tous les kystes (Bach, mém. de l'Ac. de méd. t. IX) présentent à leur partie profonde une paroi mince et peu résistante : Dans les hygromas du genou, la paroi profonde, rotulienne, le feuillet viscéral en quelque sorte de la séreuse, présente ordinairement une si faible épaisseur, que le caustique a bien peu de chemin à faire pour dénuder la rotule : c'est là le véritable écueil de la méthode ; quand cet accident arrive, on voit le tissu fibreux prérotulien se sphacéler et s'éliminer sous forme d'eschares très-adhérentes : cette élimination demande un temps souvent très-long et retarde indéfiniment la cicatrisation.

Enfin, l'action du caustique peut quelquefois s'étendre jusqu'aux culs-de-sac de la synoviale du genou, et l'ouverture de l'articulation a été plusieurs fois observée. Je n'en veux citer d'autre exemple que celui d'un malade opéré d'un hygroma par le canquoin, à la clinique chirurgicale de Lyon, et qui mourut au bout de quinze jours d'une infection purulente consécutive à une arthrite suppurée.

EMPLOI DU THERMO-CAUTÈRE.

Nous avons vu cinq fois appliquer le thermo-cautère au traitement de l'hygroma dans le service de M. Daniel Mollière, et les résultats parfaits qu'a fournis cette méthode, nous engagent à donner dans tous leurs détails les observations de ces faits. A moins que nous ne soyons tombé sur une série exceptionnellement favorable, ce procédé nouveau nous paraît appelé à rendre, dans presque toutes les variétés d'hygromas, de véritables services : opération simple, facile et brillante, rapidité d'exécution, absence constante de complications immédiates ou éloignées, perfection des résultats au point de vue fonctionnel et esthétique, tout semble réuni pour établir un contraste frappant avec l'évidente imperfection des autres méthodes, que nous avons essayé de faire ressortir dans les pages précédentes. Le manuel opératoire est du reste peu compliqué : le couteau du thermo-cautère étant porté au rouge blanc, on sectionne d'abord la peau jusqu'à la paroi de la tumeur qui doit être mise à nu d'un seul coup. Il faut, autant que possible, exécuter ce premier temps de l'opération avec rapidité, car c'est le seul moment véritablement douloureux. Dans un second temps, l'enveloppe kystique étant découverte, et la lame de platine étant toujours maintenue à une haute température, on plonge dans la cavité par une ponction brusque, et la paroi est incisée largement par le tranchant du couteau. Si le contenu est complétement fluide, on voit alors le liquide s'échapper en partie, et quelques pressions latérales suffisent pour en achever l'évacuation. Si au contraire, la poche renferme des matières plus ou moins épaisses, mélangées de caillots, de fausses membranes ou de débris fibrineux, il faut la vider aussi complètement que possible.

On a eu soin de laisser pendant ce temps revenir l'instrument à la température rouge sombre ; pour cela, il a suffi de ralentir un peu les mouvements d'insufflation. On plonge alors la lame dans la poche désormais vidée, et l'on touche successivement les différents points de la surface interne, de façon à en modifier toute l'étendue.

Si on voit la nécessité de pratiquer des contre ouvertures destinées à permettre l'écoulement ultérieur des liquides, on peut du même coup, et sans retirer l'instrument de la cavité, faire une ou plusieurs perforations de dedans en dehors. Le pansement immédiat consiste tout simplement en applications réfrigérantes, compresses d'eau fraîche, éponges mouillées. Le membre est immédiatement déposé dans une gouttière où on l'immobilise d'une façon parfaite. Plus tard, on pourra favoriser la chute des eschares et le nettoiement de la plaie par de simples cataplasmes de farine de lin, réprimer par le contact du nitrate d'argent les bourgeons exubérants, soutenir et rapprocher les bords de la plaie avec quelques bandelettes de diachylon, en recommandant toujours l'immobilité jusqu'à cicatrisation à peu près complète.

Dans tous les cas qu'il nous a été donné de suivre, les suites ont été aussi simples que possible : peu de douleur même dans la première journée, presque pas de réaction fébrile; les plaies se sont rapidement détergées et ont marché très-vite à la cicatrisation; les résultats définitifs ont été aussi satisfaisants que possible. Presque tous les malades ont été revus plusieurs mois après l'opération : ils ont montré des cicatrices peu étendues, peu saillantes, très-élastiques, la peau était parfaitement mobile sur la rotule, enfin les fonctions du membre étaient redevenues tout à fait normales et les opérés pouvaient marcher sans fatigue et sans aucune roideur articulaire.

Les observations qui suivent sont d'autant plus probantes qu'elles se rapportent toutes à un type différent de la maladie, soit au point de vue de la nature du contenu, soit par rapport à l'état des parois. Elles montrent conséquemment que la méthode est presque générale et peut s'appliquer indifféremment aux formes anatomiques les plus variées.

Obs. VIII. — Hygroma prérotulien (hématôme). — Incision au thermo-cautère. — Cautérisation de la poche. — Guérison.

Catherine X, âgée de 37 ans, entre le 12 octobre, salle Sainte-Catherine, dans le service de M. Daniel Mollière. Cette fille est d'une robuste constitution ; pas de maladies antérieures. Menstruation régulière.

Elle est servante chez une marchande de fruits, et son métier l'oblige à se tenir à genoux une bonne partie de la journée pour préparer ses balles. Elle porte, depuis une année environ au devant du genou droit, une tumeur ovoïde, fluctuante, dela grosseur d'un œuf de poule. La tumeur adhère à l'os, mais la peau glisse sur elle. Elle s'accroît lentement, dit la malade, mais cependant d'une manière sensible et la gêne extrêmement quand elle veut se mettre à genoux.

14. octobre. Opération. 1° Après avoir anesthésié la malade par l'éther, on pratique sur le sommet de la tumeur, à l'aide du thermo-cautère rougi à blanc une incision longitudinale de six centimètres de longueur : cette incision met à nu la paroi de la tumeur qui est d'une coloration bleuâtre; 2° les bords de l'incision sont écartés, et le thermo-cautère est plongé dans la tumeur. Il s'en échappe un liquide brun foncé contenant des grumeaux noirâtres analogues à ceux qu'on rencontre dans les hématocèles de la vaginale; 3° on excise une partie de la paroi antérieure de cette poche ; 4° le thermo-cautère à une température rouge cerise est promené sur les lèvres de l'incision et sur toute la surface interne du kyste; 5° de petites contre-ouvertures sont pratiquées sur les côtés avec la pointe de l'instrument agissant par transfixion. Le membre est placé dans une gouttière et pour tout pansement, on applique une compresse imbibée d'eau froide.

Le 15. Presque pas de réaction inflammatoire. La plaie est peu douloureuse, elle est couverte de petites eschares grisâtres.

Le 16. Léger gonflement. Cataplasmes de farine de lin.

Le 18. Les eschares s'éliminent. Suppuration peu abondante.

Grâce aux contre-ouvertures latérales, le pus ne séjourne pas dans la plaie. Même pansement.

Le 20. Les escharres se sont éliminées. Bourgeons charnus vermeils. On touche la plaie au nitrate d'argent.

Le 25. On applique des bandelettes de diachylon pour hâter la cicatrisation.

Le 28. Il ne reste plus qu'une petite plaie linéaire.

25 novembre. La malade sort complétement guérie.

Elle a été revue en septembre 1877. Les parties sont revenues à leur état normal. La peau est souple et mobile.

Obs. IX. — Hygroma séreux du genou. Ouverture et cautérisation au thermo-cautère. Guérison.

La sœur X, religieuse hospitalière, âgée de 35 ans, porte au devant du genou gauche une petite tumeur dont le début remonte aux premiers jours d'avril 1876.

Cette tumeur, qui offre le volume d'un œuf de poule, est fluctuante, adhérente à sa partie profonde, parfaitement transparente. La malade avait fait dès le début de nombreuses applications révulsives, frictions de teinture d'iode, etc. La tumeur s'accroissant, elle en demande l'ablation.

Opération. — Le 17 juillet 1876, sans anesthésie, on incise longitudinalement la tumeur avec le thermo-cautère rougi à blanc. Un flot de liquide citrin s'échappe aussitôt. M. Mollière promène rapidement la lame de platine sur toute la surface interne. L'opération a pu être achevée en quelques secondes, et la malade affirme qu'elle n'a presque pas souffert.

Le 19. Les eschares s'éliminent déjà. Elles sont du reste très-peu épaisses.

Le 20. Plaie vermeille et bourgeonnante. On supprime tout pansement.

Au bout de trois semaines, cicatrisation complète. La malade quitte l'infirmerie et reprend son service dès le 20 août. Il n'y a pas eu la moindre réaction générale pendant toute la durée du traitement.

La guérison ne laisse plus rien à désirer aujourd'hui.

Obs. X. — Hygroma du genou droit. Inflammation aiguë passée à l'état chronique. Douleurs persistantes. Débridement à l'aide du thermo-cautère. Liquide purulent. Guérison.

Le frère X, âgée de 47 ans, qui est depuis de très-longues années au service des hôpitaux de Lyon, portait un petit hygroma situé un peu au-dessous de la partie moyenne de la rotule, très-près du ligament rotulien. Pendant les derniers jours de janvier 1877, cette tumeur est devenue brusquement douloureuse et s'est rapidement accrue.

On conseilla alors au malade de se faire opérer, mais il ne s'y décida pas. Sous l'influence du repos et de quelques applications émollientes, le gonflement diminua, mais dès que le patient voulut se mettre au travail, l'inflammation s'alluma de nouveau.

Repos ; soulagement. Reprise du travail ; nouvelle inflammation. C'est au milieu de ces alternatives que le frère X passa le mois de février, et ce fut ce qui le décida à se faire opérer le 1er mars.

Opération. — Pas d'anesthésie. On pratique à l'aide du couteau incandescent, une incision cruciale sur la peau rouge, épaissie et œdémateuse qui recouvre la tumeur. Il s'échappe de la sérosité purulente. La surface de la poche est rapidement modifiée par le contact de l'instrument. Immobilisation. Cataplasmes.

3 mars. Le gonflement a diminué. Quelques escharres se détachent.

Le 4. La plaie commence à bourgeonner. Lotions avec une solution de permanganate.

Le 12. On touche au nitrate d'argent les bourgeons exubérants.

14 avril. Le patient quitte l'infirmerie et reprend immédiatement son travail.

Obs. XI. — Hygroma du genou. Liquide séreux. Corps étrangers flottants. Cautérisation au thermo-cautère. Guérison.

Louise B, âgée de 34 ans, entre le 29 juillet salle Sainte-Catherine, n° 17. Tempérament scrofuleux. Ancienne ostéite des métatarsiens. Elle porte au-devant du genou droit une tumeur du volume d'un œuf de dinde, glissant sous la peau et nettement fluctuante. On ne constate pas de transparence.

Opération. — Le 25 juillet, sans anesthésier la malade, on pratique sur la tumeur une incision de huit centimètres à l'aide du thermo-cautère. Cette incision, pratiquée par transfixion, divise d'emblée la peau et la paroi antérieure du kyste, qui se trouve ainsi largement ouvert. Un liquide citrin s'écoule. Mais on constate qu'il y a dans la tumeur un certain nombre de petits corps flottants, blancs, lisses, aplatis, de forme irrégulière et ressemblant à de petits fragments de cartilage. Ces corps étrangers, dont le plus volumineux a environ un centimètre de longueur, sont chassés par pressions latérales, puis le thermo-cautère est promené sur la surface interne du kyste. Une contre-ouverture est pratiquée par transfixion. Ces manœuvres opératoires demandent, au plus, deux minutes.

Le 26. Pas de réaction générale. La plaie est couverte de petites eschares grisâtres. Cataplasmes.

Le 28. Les eschares se détachent. Irrigation dans la poche avec une solution de permanganate de potasse. Le liquide s'échappe par la contre-ouverture. Pas de pansement.

Le 30. Cautérisation légère au nitrate d'argent.

5 août. Toute la surface interne de la poche est couverte de bourgeons charnus. Légère compression à l'aide d'une bandelette de diachylon.

Le 15. La cicatrisation est presque complète. Bains quotidiens.

Le 22. La malade quitte l'hôpital complètement guérie. La peau commence à redevenir mobile.

On a revu la malade le 15 septembre. Elle déclare que sa guérison est complète, qu'elle n'éprouve plus aucune gêne, et peut se mettre à genoux sans la moindre difficulté.

Nous avons pu employer le thermo-cautère pour des hygromas d'autres régions. Il peut du reste s'appliquer de la même manière à presque tous les kystes superficiels, en particulier aux kystes sébacés du cuir chevelu. M. Mollière l'a mis en usage pour ouvrir un hygroma suppuré hyo-épiglottique amenant des phénomènes de suffocation.

L'observation suivante est relative à un hygroma enflammé de la nuque traité de la même manière et rapidement guéri.

Observation XII.

Chenevier, Jean, âgé de 29 ans. Bonne constitution.

Le malade se présente à la consultation gratuite avec une tumeur de la grosseur d'un œuf siégeant au niveau de la sixième vertèbre cervicale. La peau à ce niveau est épaissie, rouge et douloureuse. Depuis longtemps, le malade portait à cet endroit une tumeur grosse comme une noisette,qui avait été une fois déjà, un an auparavant, le siége d'une poussée inflammatoire.

29 septembre. On ouvre l'abcès au thermo-cautère, et on cautérise l'intérieur de la poche. La cavité, remplie de pus, est tapissée par une couche stratifiée de fibrine.

5 octobre. Le malade,qui a pu rentrer chez lui après l'opération, n'a éprouvé aucune réaction fébrile. La plaie est maintenant petite, plate, et couverte de bourgeons charnus.

L'emploi du thermo-cautère pour le traitement des hygromas constitue, ce nous semble, une des plus utiles applications de cet instrument. L'éloge du thermo-cautère en général n'est plus à faire : si récente que soit cette invention, elle s'est déjà acquis une juste réputation soit en France soit à l'étranger, et les cas les plus variés lui doivent aujourd'hui plus d'un succès. Des opérations de fistules anales, des ablations de tumeurs volumineuses, des amputations de sein (Annandale d'Edimbourg, Lancet, janv. 1877), enfin des uréthrotomies externes et des tailles vésicales ont été accomplies par ce moyen. La sécurité absolue qu'offre cet instrument comme hémostatique a permis de le mettre en usage dans les régions les plus vasculaires sans perdre une goutte de sang.

Mais nous ne voulons insister ici que sur la supériorité du thermo-cautère sur le fer rouge dans cette application spéciale à la destruction des hygromas.

Pour agir efficacement sur la paroi intérieure d'une poche à contenu liquide ou demi-solide, il est nécessaire, lorsqu'on se sert du fer rouge, d'employer des cautères volumineux et portés à une haute température, sous peine de voir leur incandescence s'éteindre au milieu des tissus humides où on le plonge. Or cette exagération nécessaire du volume et de la chaleur des fers, augmente le danger de leur emploi : rayonnement considérable, échauffement inutile des tissus voisins et surtout de l'articulation.

Le thermo-cautère, au contraire, peut garder indéfiniment sa température ; ne le voit-on pas en effet rester incandescent lors même qu'on le plonge dans l'eau.

L'opération y gagne en précision, car agissant avec une température bien déterminée, avec un instrument de forme commode et de médiocre volume, on sait toujours exactement l'action qu'on produit et on peut, à volonté, en graduer les effets, puisqu'il est possible suivant les cas, suivant la période de l'opération, la résistance et l'épaisseur des parties, d'élever le tranchant métallique à la température exacte dont on a besoin. On y gagne aussi en rapidité puisque l'on opère toujours avec le même instrument et qu'il n'est plus besoin de remplacer cinq ou six fois les cautères refroidis.

Cette opération qui, faite par le fer rouge n'aurait pas duré moins de huit ou dix minutes, sans parler de tous les préparatifs effrayants qui la précèdent, peut avec le thermo-cautère s'accomplir avec une rapidité vraiment étonnante : on peut, sans se presser et tout en faisant bien et complètement, renvoyer le malade à son lit au bout de deux ou trois minutes.

Enfin, et c'est là une des plus précieuses qualités de l'appareil, grâce au faible rayonnement du platine rougi, l'articulation n'est pas exposée à être échauffée inutilement, surtout lorsqu'on approche des cul-de-sac de la synoviale.

« Le fer rougi, dit Chassaignac, a l'inconvénient d'enflammer ce qu'il ne mortifie pas, et cela tient à ce qu'il cautérise les tissus par zônes excentriques, de sorte que chaque zône présente un degré différent de cautérisation. Il escharifie, et en même temps il surchauffe. Il brûle par vésicaction et par rubéfaction. » (Tr. des op., t. I, p. 102).

Le thermo-cautère, au contraire, tout en agissant avec beaucoup d'énergie, ne rayonne pas ; il produit une action tout à fait locale, ne détruit ou ne modifie que ce qu'il touche, et évite ainsi ces demi-cautérisations à distance produisant sur les zônes éloignées des brûlures du second et du troisième degré qui sont inutiles, mais que l'on ne peut éviter avec le fer rouge.

Dans les cinq observations que nous avons rapportées, on n'a eu recours à l'anesthésie qu'une seule fois, et dans tous les autres cas, la douleur a été insignifiante, incomparablement moindre que si l'on eût employé le bistouri ou le fer rouge. Le seul moment douloureux, est le temps très-rapide où le tranchant sectionne la peau. Dès qu'il est plongé dans les parties profondes, ses faces latérales ne brûlant pas à distance et par rayonnement n'agissent plus sur les nerfs cutanés, et la douleur devient à peu près nulle.

Nous pourrions ne pas parler ici de l'absence d'hémorrhagie. Les incomparables qualités hémostatiques du thermo-cautère, qui le rendent si utile dans certaines régions, constituent pour notre cas particulier, un avantage presque superflu, puisque, sauf exception, l'hémorrhagie n'est pas ici le danger à craindre. Auss peut-on sans scrupule sacrifier cette question de l'hémorrhagie à la rapidité d'exécution : c'est pourquoi l'on fait mieux de pratiquer l'incision avec le couteau chauffé à blanc, pour aller vite, dût-on avoir quelques gouttes de sang. En opérant au rouge sombre on pourrait à la rigueur agir complètement à sec ; mais l'incision serait alors beaucoup plus douloureuse et le malade y perdrait en somme.

Nous ne prétendons pas faire de ce mode opératoire un procédé absolument général, et il serait évidemment peu chirurgical de penser l'appliquer sans choix au premier cas venu. Rien n'est absolu, et cet axiome vrai toujours en thérapeutique ne l'est jamais davantage que lorsqu'on parle du traitement de l'hygroma : il est en effet peu d'affections chirurgicales où la variété des formes cliniques mérite un choix plus attentif pour l'élection d'un procédé d'opération. Mais s'il existe, pour l'adoption de cette méthode, des contre-indications qu'il faut savoir saisir, nous pensons qu'elle se prête incomparablement plus que toute autre à une généralisation relative, et qu'il est peu de cas où elle ne puisse s'appliquer efficacement avec quelques modifications dans le manuel opératoire. Pour ces formes dégénérées, où le kyste est devenu presque complètement solide et fibreux, l'extirpation complète est une nécessité évidente. Mais ici encore la section ignée peut être avantageusement substituée à l'opération sanglante et la dissection de la tumeur s'exécutera aussi facilement et avec beaucoup plus de sécurité que par l'emploi du bistouri.

En résumé, la cautérisation par le platine incandescent allie les avantages des deux procédés les moins périlleux parmi les méthodes classiques, l'incision simple, et l'ouverture par les caustiques, en même temps qu'elle en élude lès désavantages. C'est, au total, le bistouri avec son action rapide et radicale, mais c'est le bistouri sans ses dangers. Aussi bien que les caustiques chimiques, il atteint la poche sans effusion de sang, sans ouvrir le tissu cellulaire ; mais il a sur eux l'incomparable avantage de limiter presque mathématiquement son action, et de ne pas condamner le patient à cet interminable supplice de la cautérisation lente, que certains malades ont véritablement peine à supporter.

CONCLUSIONS.

Parmi les méthodes employées pour le traitement de l'hygroma, les unes sont inoffensives, mais souvent inefficaces, et ne peuvent s'appliquer avec quelque chance de succès que dans les cas très-simples. Si elles sont capables de guérir un hygroma à contenu limpide, à parois minces, surtout quand il dépend d'une diathèse, du rhumatisme en particulier, elles sont complètement impuissantes contre les kystes à enveloppe fibreuse, à contenu purulent, hématique, ou renfermant des corps étrangers.

Dans les cas de ce genre une intervention plus active est nécessaire.

Toutes les opérations véritablement curatives ne le sont qu'au prix de dangers sérieux. Parmi ces opérations radicales, la cautérisation est encore une des plus prudentes et constitue *en principe* une excellente méthode : mais dans la pratique, l'usage des caustiques ou du fer rouge est entouré de difficultés réelles, dues surtout à la difficulté d'en limiter l'action.

L'application du thermo-cautère à ce cas spécial nous paraît être une modification utile apportée à la méthode. Ce procédé substitue une opération exacte et précise à l'action quelque peu aveugle du fer rouge et des agents chimiques.

Tous les cas où il a été employé ont été remarquables 1° par l'indolence et la rapidité de l'opération ; 2° par l'absence de réaction générale; 3° par la perfection des résultats définitifs et la parfaite mobilité de la peau sur la rotule après cicatrisation.

Ce moyen ne saurait pas plus qu'un autre être considéré comme absolument général et capable de résoudre à lui seul le difficile problème du choix de la méthode dans le traitement de l'hygroma chronique. Trop énergique pour les cas très-simples il serait sans doute impuissant lorsque la tumeur dégénérée, volumineuse, nécessiterait une cautérisation profonde. Néanmoins, dans la très-grande majorité des faits, rien ne s'opposera, croyons-nous, à son application, et il semble en tous cas, incomparablement plus général que n'importe quelle autre méthode.

INDEX BIBLIOGRAPHIQUE

HEISTER. — De tumoribus cysticis singularibus. Helmstadt, 1744.

RISLER. — De tumoribus cysticis serosis. Strasbourg, 1766.

GUILLAUME DE LA MOTTE. — De la cause et du traitement des loupes. Traité de chirurgie, ch. VIII, 1771.

CAMPER. — Mém. de la Soc. roy. de Méd., p. 145. Paris, 1784.

FOURCROY. — Mém. de l'Acad. des sciences, 1785.

ACREL. — Commentationes societatis regiæ gottingensis, t. II, 1788.

MONRO. — A description of all the bursæ mucosæ of the human body. Edinburgh, 1786.

ROSENMULLER. — Alex Monroë icones et descriptio bursarum mucosarum. Leipzig, 1799.

CH. MART. KOCH. — Recherches sur la structure et les maladies des bourses muqueuses. Nuremberg, 1795.

LOBSTEIN — Path. anat.

ASSELIN. — Considérations sur les tumeurs des bourses en capsules muqueuses du genou. Thèse de Strasbourg, 1803.

DUPUYTREN. — Leçons orales de cliniques, 1839, t. II, p. 148.

PADIEU. — Des bourses séreuses sous-cutanées. Thèse de Paris, 1829.

SCHEGER. — De bursis mucosis subcutaneis. Erlangen, 1825.

OLLIVIER. — Dict. de méd. en 30 vol., t. V, 1833.

LENOIR. — L'Expérience. 1837.

VELPEAU. — Sur la contusion dans tous les organes. Thèse de concours. Paris, 1833.

— Recherches anatomiques, physiologiques et pathologiques sur les cavités closes naturelles ou accidentelles de l'économie animale. Ann. de la chir. franç. Paris, 1843.

— Méd. op., t. III, p. 167.

— Clin. chirurgic., t. III.

LAYRIZ. — De la tuméfaction des bourses muqueuses. Erlangen, 1839.

BARTHELEMY. — Note sur le traitement des tumeurs synoviales par l'incision sous-cutanée. Gaz. med., 1839.

HYRTL. — Oesten med. Jahrb. Bd. XXX, p. 262. 1842.

JAMES JOHNSON. — On affection of the bursæ mucosæ. Lancet, 1844.

NÉLATON. — Tr. de path. ext., t. I.

BOYER. — Traité des maladies chirurgicales, 5e édit., t. II. Paris, 1845.

LUSCHKA. — Die bursa patell. profunda. Mullers Arch., 1850.

BÉRARD et DENONVILLIERS. — Compendium de Chirurgie pratique, t. II. Paris, 1845,

SÉDILLOT. — Méd. op., t. II, p. 228.

MILLER. — Pract. of surgery. Edimb., 1852, p. 611.

GRUBER. — Uber die schleimbeutel am Kniegelenke. Bull. de l'Ac. de St-Pétersb., 1855.

BAUCHET. — Histoire anatomo-pathologique des kystes. Déc. 1856.

MALGAIGNE. — Revue médic. chirurgic. Déc. 1853.

NECKEL. — Mikrogeologie, p. 241. 1856.

ERICHSEN. — Div. patell. burs. Lanc. 1859.

LINHART. — Wurtz. Verhandl. 1858. Bd. VIII. (Sur l'inflammation de la bourse muqueuse prérotulienne.)

FERGUSSON. — Syst. of surgery. Lond., 1857, p. 442.

HEINEKE. — Contribution à l'étude et au traitement des maladies des bourses muqueuses du genou. 1865.

— Anatomie et pathologie des bourses muqueuses et des gaînes tendineuses. Erlangen, 1868.

VIDAL DE CASSIS. — Tr. de path. ext., t. I.

BLEYNIE. — Anatomie et pathologie des bourses celluleuses sous-cutanées. Thèse de Paris, 1865.

MASSOT. — Des kystes séreux ou hygromas profonds qui compliquent les tumeurs. Paris, 1854.

VIRCHOW. — Onkologie. Hæmatoma præpatellare, p. 196-210.

R. BARWELL. — On synovial tumours in the neighbourhood of joints. The Lancet, 9 oct. 1858.

BARWELL. — A treatise on diseases of joints. London, 1861.

BRYANT. — Diseases and injures of joints. London, 1859, p. 169.

CHASSAIGNAC. — Recherches cliniques sur les bourses de glissement de la région trochantérienne et de la région iliaque. (Arch. gén. de méd. 1853.

— Dict. des Sc. méd., t. X. Article Bourse.

— Tr. de la suppuration. 1850, part. II, sect. II, p. 261.

METTENHEIMER. — Præpatellargeschwulste. Arch. f. anat. physiol. 1865.

— Uber fibrose præpatellargeschwulste.

C. WEBER. — Encyclopédie chirurgicale de Pitha et Billroth, vol. II, part. II. sect. V.

FOLLIN. — Path. ext., t. II, p. 121.

KŒBERLÉ. — Dict. de méd. et de chir. prat., t. V, p. 476.

VALETTE. — Clin. chir. de l'Hôtel-Dieu de Lyon. 1875, p. 298. Hygroma de la bourse prérotulienne.

PARENT, imprimeur de la Faculté de Médecine, rue M^r-le-Prince, 31.

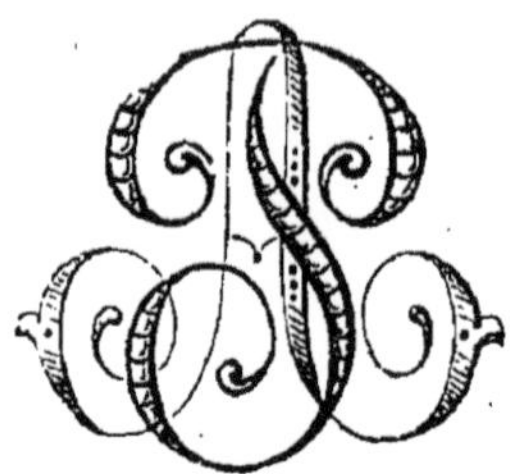

www.ingramcontent.com/pod-product-compliance
Ingram Content Group UK Ltd.
Pitfield, Milton Keynes, MK11 3LW, UK
UKHW012103240726
13965UKWH00004B/1506

9 782012 883826